Farès Azaiez

Desporto e anticoagulantes

Farès Azaiez

Desporto e anticoagulantes

Abordagens, riscos e recomendações

ScienciaScripts

Imprint

Any brand names and product names mentioned in this book are subject to trademark, brand or patent protection and are trademarks or registered trademarks of their respective holders. The use of brand names, product names, common names, trade names, product descriptions etc. even without a particular marking in this work is in no way to be construed to mean that such names may be regarded as unrestricted in respect of trademark and brand protection legislation and could thus be used by anyone.

Cover image: www.ingimage.com

This book is a translation from the original published under ISBN 978-620-6-72485-8.

Publisher:
Sciencia Scripts
is a trademark of
Dodo Books Indian Ocean Ltd. and OmniScriptum S.R.L publishing group

120 High Road, East Finchley, London, N2 9ED, United Kingdom
Str. Armeneasca 28/1, office 1, Chisinau MD-2012, Republic of Moldova, Europe
Printed at: see last page
ISBN: 978-620-8-18946-4

ÍNDICE DE CONTEÚDOS

INTRODUÇÃO

A atividade física regular é recomendada devido aos seus reconhecidos benefícios em termos de redução do risco cardiovascular global e de prevenção do desenvolvimento de várias doenças crónicas (1,2). Por outro lado, o sedentarismo é um dos principais factores de risco cardiovascular (3). Além disso, os doentes coronários beneficiam dos efeitos da atividade física, que é um aspeto relevante da prevenção secundária da doença isquémica (4).

De facto, a atividade física começou a ser considerada como parte da terapia ideal para os doentes, razão pela qual é atualmente prescrita como um "medicamento" (5).

Consequentemente, a prática generalizada da atividade física envolve pessoas de todas as idades, quer como atividade de lazer, quer como desporto de competição.

Embora estes indivíduos sejam geralmente mais saudáveis do que os seus pares com um estilo de vida sedentário, correm também o risco de contrair várias doenças, algumas das quais relacionadas com a idade e outras que requerem tratamento anticoagulante.

O objetivo final da participação desportiva em atletas com risco de hemorragia é, portanto, garantir que os benefícios superam os danos.

No presente estudo, através de uma revisão da literatura, foi estabelecida a definição de atleta e de atividade desportiva, as várias patologias que requerem tratamento anticoagulante em atletas e as formas de gestão deste tratamento nesta categoria de doentes.

REVISÃO DA LITERATURA

I. DEFINIÇÃO DE ATLETA

A Sociedade Europeia de Cardiologia (ESC) define um atleta como "uma pessoa de idade jovem ou adulta, amadora ou profissional, que treina regularmente e participa em competições desportivas oficiais" (6,7).

Do mesmo modo, a American Heart Association (AHA) define um atleta de competição como uma pessoa envolvida em treinos regulares (normalmente intensos) em desportos individuais ou de equipa organizados, com ênfase na competição e no desempenho (8,9).

A título de distinção, um atleta recreativo pratica desporto por prazer e lazer, enquanto um atleta de competição é altamente qualificado e coloca maior ênfase no desempenho e na vitória.

Numa proposta de classificação dos atletas com base no volume mínimo de exercício, os atletas de "elite" (equipas nacionais, atletas olímpicos e profissionais) exercem geralmente $\geq$ 10h/semana; os atletas de "competição" [ou seja, do ensino secundário, universitário e de clubes mais antigos] exercem
$\geq$ 6 h / semana; e os atletas recreativos exercitam-se $\geq$ 4 h / semana (10).

Esta distinção é algo arbitrária, uma vez que alguns atletas recreativos, como ciclistas e corredores de longa distância, podem exercitar-se em volumes mais elevados do que alguns atletas profissionais que praticam desportos de alta competição.

II. DEFINIÇÃO DE EXERCÍCIO FÍSICO

Embora o exercício e a atividade física sejam frequentemente utilizados como sinónimos, é importante reconhecer que estes termos são diferentes.

A atividade física é definida como qualquer movimento corporal produzido pelo músculo esquelético que resulta em gasto de energia.

O exercício ou treino de exercício, por definição, é uma atividade física estruturada e repetitiva destinada a melhorar ou manter um ou mais componentes da aptidão física (11).

II.1 Caraterísticas do exercício físico

Os princípios básicos da prescrição de exercício foram descritos utilizando o conceito "FITT" (frequência, intensidade, tempo e tipo). O modo de exercício é também uma caraterística importante.

II.1.1 -Frequência

A frequência do exercício físico é geralmente expressa como o número de vezes que um indivíduo se exercita por semana.

II.1.2 -Intensidade

De todos os elementos básicos da prescrição de exercício, a intensidade do exercício é geralmente considerada como a mais importante para atingir a capacidade aeróbica e ter o impacto mais favorável nos factores de risco (12,13).

A intensidade absoluta refere-se à taxa de dispêndio de energia durante o exercício e é geralmente expressa em kcal/min ou em equivalentes metabólicos (MET) (14,15).

A intensidade relativa do exercício refere-se a uma fração da potência máxima de um indivíduo (carga) que é mantida durante o exercício e é geralmente prescrita como uma percentagem da capacidade aeróbica máxima (VO2max) com base num teste de exercício cardiopulmonar

(15).

A intensidade do treino pode também ser expressa como uma percentagem da frequência cardíaca máxima (FCmax) registada durante um teste de exercício (16) ou prevista com base na equação [FCmax = 220 - idade] (17).

Em alternativa, a intensidade do exercício pode ser expressa em termos de uma percentagem da reserva de FC de uma pessoa, que considera uma percentagem da diferença entre a FCmáx e a FC de repouso e adiciona-a à FC de repouso (fórmula de Karvonen) (18).

II.1.3 -Tempo

A frequência e a duração das sessões de treino determinam o gasto energético total de um programa de treino.

O cumprimento das orientações mínimas de atividade é equivalente a cerca de 1000 kcal/semana ou cerca de 10 METs/hora/semana.

O volume de treino deve ser aumentado todas as semanas, quer em 2,5% de intensidade, quer em 2 minutos, embora a taxa de progressão deva ser individualizada de acordo com a adaptação biológica do indivíduo (19).

II.1.4 -Tipo

São possíveis diferentes tipos de exercício: coordenação e equilíbrio, resistência, treino de força ou resistência, velocidade, flexibilidade.

II.1.5 -Modo

. Em função do gasto metabólico: treino aeróbio ou anaeróbio

. Em função do tipo de trabalho muscular: isométrico ou isotónico, dinâmico ou estático, contínuo ou intermitente, número de grupos musculares envolvidos.

II.2 Classificação dos desportos

No que diz respeito à escolha do desporto mais adequado, o médico pode indicar o tipo de desporto, tal como ilustrado na figura 1 (habilidade, potência, misto ou resistência), especificando a frequência, a duração e a intensidade do trabalho muscular a manter preferencialmente durante o programa de exercícios.

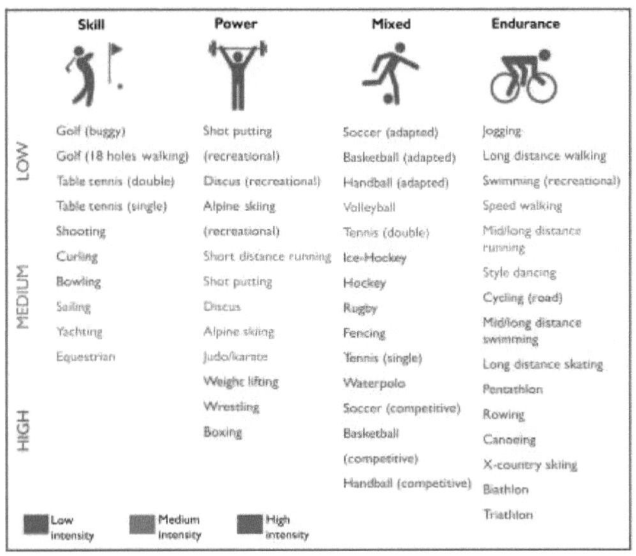

Figura 1: Classificação dos desportos de acordo com o componente predominante (habilidade, potência, misto ou resistência) e a intensidade do exercício. De acordo com as Diretrizes da ESC 2020 sobre Cardiologia do Desporto (20).

III. RISCO DE LESÕES RELACIONADAS COM O DESPORTO

A National Hemophilia Foundation (NHF) publicou um documento para pacientes em 2017 intitulado "Playing it Safe-Bleeding Disorders, Sports and Exercise", no qual fornece uma lista abrangente de desportos com risco associado de lesão (21).

Cada desporto é classificado de acordo com quatro níveis de risco: baixo (1), baixo a moderado (1,5), moderado (2), moderado a elevado (2,5) e elevado (3). Os níveis de risco foram criados com base em estatísticas de lesões da população e podem ser utilizados como um recurso para médicos e doentes.

O quadro 1 resume os desportos mais comuns e os níveis de risco que lhes estão associados.

Níveis de risco do NHF	1-1,5	1,5-2	2-2,5	3
Desporto	- Exercício aquático - Tiro com arco - Disco voador - Golfe - Remo - Mergulho livre - Natação - Tai chi - Tee-ball	- Bowling - Mergulho recreativo - Futebol de pavilhão / Touch Football - Escalada em recinto fechado - Em curso / jogging - Esqui de fundo - Ténis - Ioga	- Basebol - Basquetebol - Ciclismo - Cheerleading - Equitação - Bicicleta de montanha - Mergulho subaquático - Skate - Patinagem no gelo - Esqui alpino - Esqui aquático -Softbol - Surf - Atletismo - Raquetebol - Voleibol	- Corrida de BMX - Boxe - Mergulho de competição -Ginástica - Hóquei - Artes marciais - Motociclos / motocross - O bastão - Elevação de potência - Rodeio - Rugby - Motos de neve - Futebol - Trampolim - Luta

IV. ACONTECIMENTOS CARDIOVASCULARES ADVERSOS PRINCIPAIS ACONTECIMENTOS RELATIVOS AO EXERCÍCIO

Níveis mais elevados de atividade física estão associados a uma menor mortalidade por todas as causas, a taxas mais baixas de doenças cardiovasculares e a uma menor prevalência de várias doenças malignas conhecidas (22-30).

Apesar dos benefícios substanciais para a saúde proporcionados pela atividade física regular, o exercício intenso pode, paradoxalmente, atuar como um gatilho para arritmias ventriculares potencialmente fatais na presença de doença cardiovascular subjacente.

Os principais eventos adversos cardiovasculares relacionados com o exercício incluem paragem cardíaca e morte súbita; síndromes coronárias agudas, como isquémia do miocárdio e enfarte do miocárdio; ataque isquémico transitório e acidente vascular cerebral; e taquiarritmias supraventriculares.

V. PRINCIPAIS PATOLOGIAS QUE REQUEREM TRATAMENTO ANTICOAGULANTE EM ATLETAS

<u>A FA</u> e a <u>doença venosa tromboembólica</u> são as principais patologias que afectam os desportistas e que podem necessitar de tratamento anticoagulante.

De acordo com estimativas recentes, a prevalência de FA é de cerca de 3% em adultos com 20 anos ou mais (31) e aumenta com a idade (32).

A incidência estimada de TVP é de cerca de 1 por 1.000 adultos (33), um número que está provavelmente subestimado porque muitos casos de TVP assintomática podem ser incorretamente diagnosticados.

Outras indicações menos frequentes para a anticoagulação em desportistas incluem a embolia pulmonar e a implantação prévia de válvulas.

V.1 ARRITMIAS SUPRAVENTRICULARES
V.1.1 FIBRILHAÇÃO AURICULAR EM ATLETAS
A expressão "mhdén ágan" está gravada no templo de Apolo em Delfos.

Este antigo provérbio grego - "nada em excesso" - caracteriza a crença de que uma vida saudável é conseguida seguindo o princípio da moderação.

A fibrilhação auricular (FA) no atleta de resistência de alta intensidade realça o conceito de que mesmo os comportamentos saudáveis podem ter efeitos nocivos quando realizados em excesso.

Embora os atletas com FA representem um pequeno subconjunto de todos os pacientes com esta arritmia comum, esta população desportiva intriga a comunidade médica e o público.

Historicamente e na cultura contemporânea, os desportistas são símbolos de saúde.

O exercício como força motriz da fisiopatologia da arritmia parece, portanto, contradizer os benefícios cardiovasculares conhecidos da atividade física.

V.1.1.1 -Epidemiologia

Vários estudos de caso-controlo e análises retrospectivas demonstraram pela primeira vez uma maior prevalência de FA associada ao treino vigoroso a longo prazo (34,35).

Estudos adicionais e meta-análises subsequentes apoiaram estes resultados (36-41).

Com base nestes dados, a frequência de FA foi estimada como sendo 2 a 10 vezes mais elevada em atletas de resistência de alta intensidade do que em indivíduos sedentários.

No entanto, a maioria destas provas tem a limitação de ser retrospetiva e observacional. Além disso, a maioria destes dados foi recolhida em populações relativamente pequenas de atletas.

Num registo americano que incluiu 16.921 homens saudáveis (42), o exercício vigoroso foi associado a um risco acrescido de desenvolver FA em homens jovens (com menos de 50 anos) e praticantes de jogging.

Em comparação com os homens que não praticavam exercício físico vigoroso, os homens que corriam 5 a 7 vezes por semana tinham um risco de

aumentou significativamente o risco de desenvolver FA (risco relativo [RR]: 1,53, intervalo de confiança [IC] de 95%: 1,12 a

2,09; p<0,01).

A frequência de arritmias cardíacas foi também avaliada em mais de 52.000 esquiadores de fundo de competição na Suécia (43). A FA ocorreu em 681 esquiadores (HR: 13,2; 95% CI: 12,3 a 14,3 / 10.000 pessoas-ano em risco). A frequência de FA nesta coorte aumentou proporcionalmente ao número de provas de 90 km concluídas (HR: 1,29; IC 95%: 1,04 a 1,61 para 5 provas concluídas vs 1 prova concluída).

Estas observações foram igualmente apoiadas por um estudo longitudinal norueguês que incluiu 162 078 mulheres e 147 462 homens (44). O
Os investigadores descobriram que 575 homens (0,4%) e 288 mulheres (0,2%) foram classificados como tendo FA. O risco de FA aumentou com os níveis de atividade física auto-relatados.

Numa meta-análise de seis estudos de caso-controlo, Nielsen et al. mostraram que o risco de FA aumentou > 5 vezes nos atletas em comparação com os controlos não atletas (OR: 5,3; IC 95%: 3,6 a 7,9; p <0,0001) (45). A atividade física habitual moderada ou elevada foi associada a um risco significativamente reduzido de FA em comparação com baixa intensidade ou nenhuma atividade física (OR: 0,89; IC 95%: 0,83 a 0,96; p <0,0001) (28). Os autores concluíram, assim, que o treino físico vigoroso a longo prazo ou a falta de atividade física estavam ambos associados a um aumento do risco de FA. Em contraste, a atividade física moderada habitual foi associada a um risco reduzido (45).

Com base em estudos individuais e meta-análises, foi proposto o conceito de um modelo "J" que descreve a relação entre exercício e FA (39,40,42,44-47) (Figura 2). Assim, o exercício regular de intensidade leve a moderada oferece proteção contra doenças cardiovasculares e FA, enquanto o exercício de resistência mais sustentado pode aumentar a carga da FA.

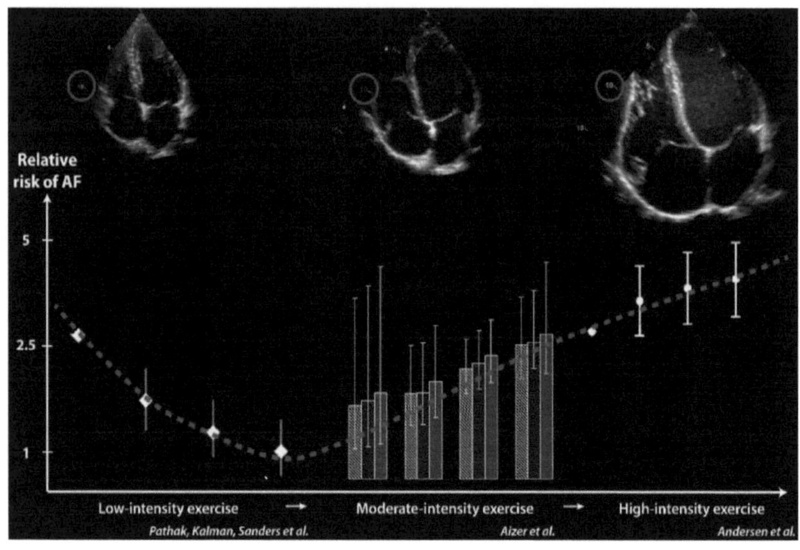

Figura 2: Relação em forma de J entre a dose de exercício e o risco relativo de desenvolver FA. Os ecocardiogramas são mostrados em escala relativa demonstrando o aumento do tamanho do coração e dos átrios com o exercício. Adaptado de La Gerche et al. Eur Heart J 2013.

Muitos dos dados relatados sobre o exercício e a FA têm-se concentrado principalmente no sexo masculino. Uma meta-análise recente da relação da FA com o exercício sugere que pode haver um efeito específico do sexo.

(48). Embora a atividade física moderada tenha sido protetora nos homens (OR: 0,81; IC 95%: 0,26 a 1,004; p = 0,06), a atividade física vigorosa foi associada a um risco significativamente maior de FA (OR: 3,30; IC 95%: 1,97 a 4,63; p = 0,0002) (48). Em contraste, a análise conjunta de dados de 149.048 mulheres mostrou que aquelas envolvidas em atividade física moderada tinham um risco 8,6% menor de desenvolver FA (OR: 0,91; IC 95%: 0,77 a 0,97; p = 0,002), o exercício intenso foi ainda mais protetor, conferindo um risco 28% menor de FA em comparação com indivíduos de controlo sedentários (OR: 0,72; IC 95%: 0,57 a 0,88; p <0,001) (48) (Figura 3).

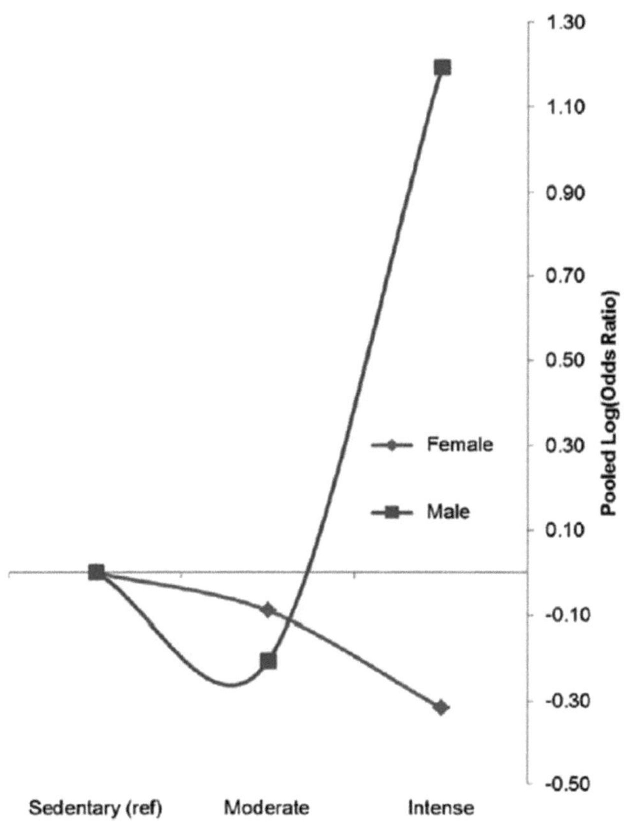

Figura 3: Associação entre o nível de atividade física e o risco de FA de acordo com o sexo (48).

V.1.1.2 -Patofisiologia

Existem muitas lacunas no conhecimento dos mecanismos fisiopatológicos que promovem o desenvolvimento da FA em atletas.

Os mecanismos propostos incluem alterações no tónus autonómico, dilatação e fibrose da aurícula esquerda, remodelação eléctrica e aumento da inflamação (49-53).

Embora estes mecanismos sejam complexos e possam variar entre indivíduos, é consensual que os elementos comuns incluem remodelação autonómica, estrutural e electrofisiológica que predispõe a atividade desencadeada a partir das veias pulmonares ou a reentrada no tecido auricular (49-53) (Figura 3).

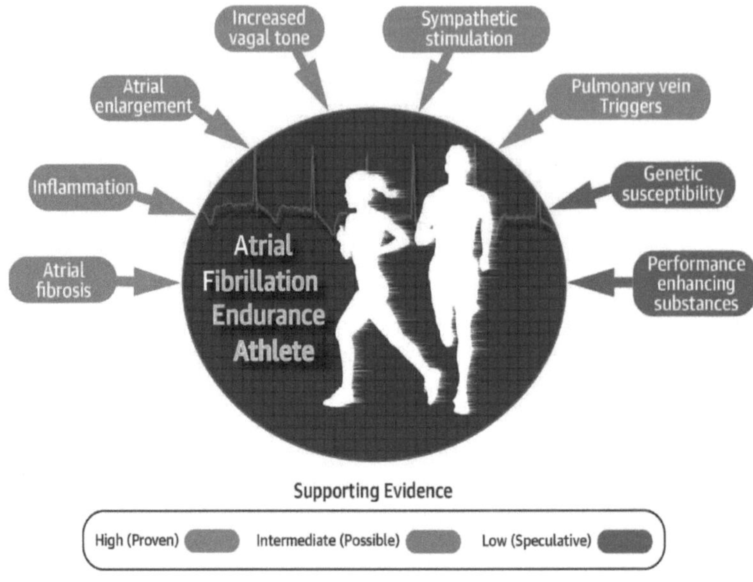

Figura 4: Mecanismos fisiopatológicos da FA em atletas de endurance. Adaptado de Estes e Madias (54).

Estudos clínicos demonstraram que, em repouso e durante a atividade física de baixa intensidade, os atletas de resistência têm um tónus vagal predominante em comparação com os não atletas (51,55,56).

Sabe-se que o aumento da atividade vagal encurta o período refratário auricular através da ativação do canal iKAch (49-53).

Tem sido postulado que a diminuição do período refratário induzida pelas ondas e a diminuição da velocidade de condução atrial podem facilitar a reentrada. Alterações no tónus autonómico, incluindo um aumento intermitente do tónus simpático relacionado com o exercício em atletas de resistência, também podem predispor à FA (57-61). Em muitos atletas, a FA ocorre à noite, quando o tónus vagal é mais pronunciado (59). Nesses indivíduos, bradicardia sinusal e bloqueio atrioventricular são frequentemente observados durante o sono (59,60).

Em conclusão, é sabido que o desenvolvimento da FA, tal como o de outras arritmias, depende de vários factores: factores <u>desencadeantes</u>, <u>substratos</u> e <u>moduladores</u>.

Extra-sístoles atriais, particularmente próximas às veias pulmonares, têm sido apontadas como gatilho na maioria dos episódios de FA.

No que diz respeito ao substrato, a remodelação estrutural e a fibrose da aurícula esquerda constituem um importante fator de risco para o desenvolvimento de FA.

O tónus vagal pode ser um modulador chave da FA em atletas.

Os factores genéticos também podem desempenhar um papel no desenvolvimento da FA.

Finalmente, outro fator a considerar quando se investiga a FA em atletas é a potencial utilização de substâncias ilícitas. O uso de esteróides anabolizantes tem sido sugerido como uma causa potencial de FA.

V.1.1.3 -Diagnóstico de fibrilhação auricular em desportistas
Os atletas com palpitações devem ser cuidadosamente avaliados.

A avaliação inicial inclui um exame físico e um eletrocardiograma (ECG) de 12 derivações. No entanto, a FA paroxística é frequentemente ignorada no ECG padrão, apesar de uma história clínica sugestiva.

A monitorização prolongada do ECG é recomendada para qualquer episódio suspeito mas não documentado de FA.

Em não atletas, estima-se que um registo de ECG Holter de 7 dias pode documentar a arritmia em cerca de 70% dos doentes afectados. De momento, não existem dados relativos a uma monitorização mais prolongada com um Holter implantável e, de acordo com as diretrizes, à exceção de certos casos, estes dispositivos devem ser considerados para documentar a FA em doentes com AVC (62).

O ECG pode também indicar a presença de outras condições cardiovasculares subjacentes (por exemplo, cardiomiopatia, doença arterial coronária) associadas à FA.

A análise do sinal da onda P é raramente utilizada na prática clínica: entretanto, uma duração maior que 145 ms prediz a transição de FA paroxística para FA persistente. Em atletas, a duração média da onda P pode ajudar a diferenciar a FA vagal da FA secundária à remodelação atrial (36).

Além disso, devem ser realizados ecocardiogramas e análises laboratoriais para excluir causas comuns de FA, como doenças estruturais do coração, distúrbios electrolíticos ou disfunção da tiroide.

V.1.1.4 -Indicações para o tratamento anticoagulante da FA em atletas
Na FA, a indicação de anticoagulação a longo prazo depende do risco tromboembólico determinado de acordo com escores como o CHADS2 ou CHA2DS2-VASc (62). Este é o score mais comummente utilizado na prática clínica. É determinada pela atribuição de um ou dois pontos aos seguintes parâmetros: insuficiência cardíaca congestiva, hipertensão, idade ≥ 75 anos (2 pontos), diabetes, acidente vascular cerebral (2 pontos), doença vascular, idade entre 65 e 74 anos e sexo feminino (63).

A anticoagulação para prevenir eventos tromboembólicos devidos à FA é recomendada em todos os doentes do sexo masculino com uma pontuação CHA2DS2-VASc de 2 ou mais e em todas as mulheres com uma pontuação de 3 ou mais (Classe I, Nível A) (64). A anticoagulação também deve ser considerada para homens com uma pontuação CHA2DS2-VASc de 1 e mulheres com uma pontuação de 2, tendo em conta vários aspectos como a redução esperada do AVC, o risco de hemorragia e a preferência do doente.

Assim, os doentes com menos de 65 anos sem outros factores de risco tromboembólico não têm indicação para anticoagulação, a não ser que sejam submetidos a cardioversão farmacológica ou eléctrica ou a ablação por cateter, caso em que se recomenda anticoagulação durante 4 semanas para evitar o risco de AVC associado ao chamado "atordoamento auricular" (65). É provável que alguns destes indivíduos (com menos de 65 anos e com indicação para tratamento anticoagulante temporário) pratiquem desporto de competição, o que levanta a questão de saber se e como pode ser autorizada a atividade física durante a anticoagulação.

Além disso, no que diz respeito à ablação da FA, deve ser considerado que, após o procedimento ablativo, cada sujeito deve continuar a anticoagulação por um período, geralmente por pelo menos três meses. Após esse período, a decisão de interromper a anticoagulação deve ser baseada na pontuação VASc CHA2DS2, independentemente dos resultados da ablação.

V.1.2 FLUTTER ATRIAL

Muitas séries relatam a presença de FA e flutter em atletas de endurance.

Hoogsteen et al (66) verificaram que o flutter atrial estava presente em 10% dos atletas com FA paroxística.

Baldesberger et al (67) avaliaram arritmias num seguimento a longo prazo (30 a 50 anos) após treino de alta resistência em ex-ciclistas profissionais, e verificaram que o flutter auricular era mais frequente do que a FA.

Heidbuchel et al (68) descreveram uma maior incidência de FA após ablação de flutter em atletas de endurance do que em controlos. Segundo esses autores, a ablação de flutter poderia desmascarar a doença atrial subjacente em atletas de endurance, levando ao desenvolvimento de FA durante o acompanhamento.

Com base nestes resultados, os desportos de resistência podem contribuir para o desenvolvimento de ambas as arritmias.

V.2 DOENÇA VENOSA TROMBOEMBÓLICA

O tromboembolismo venoso (TEV) em atletas profissionais é uma doença grave, que frequentemente requer tratamento anticoagulante a longo prazo, com consequências que põem em risco a vida ou a carreira. O TEV é um termo que engloba a trombose venosa profunda (TVP) dos membros superiores, a TVP dos membros inferiores e a embolia pulmonar (EP).

V.2.1 TROMBOSE VENOSA PROFUNDA

V.2.1.1 -Epidemiologia

A ocorrência de trombose venosa nos desportistas continua a ser rara. São notificados entre 0,5% e 2,5% por ano (OR 0,7%) de eventos trombóticos venosos por cada 1000 indivíduos que praticam mais de uma hora de desporto por semana (os números são mais elevados para os sedentários) (69). Esta variação está ligada à idade, sendo o risco de trombose três vezes superior aos 60 anos. A intensidade da prática desportiva não é um fator de desencadeamento dos acidentes venosos, que estão mais frequentemente associados aos desportos de resistência do que aos desportos de endurance (69).

Na população em geral, a maioria das TVP ocorre nos membros inferiores. A TVP dos membros superiores é rara, ocorrendo em aproximadamente 2 por 100.000 pessoas por ano, mas é a condição vascular mais comum em atletas (70). Bishop et al (71) referem que a taxa de TVP isolada dos membros inferiores corresponde a 27% do total de eventos tromboembólicos numa população desportiva.

V.2.1.2 -Patofisiologia

O desenvolvimento da trombose é resumido pela tríade de Virchow de lesão endotelial, estase sanguínea e hiperviscosidade sanguínea (Figura 5).

Estes três factores que predispõem à formação de coágulos desencadeiam uma cascata de reacções pró-coagulantes que culminam na formação de trombos.

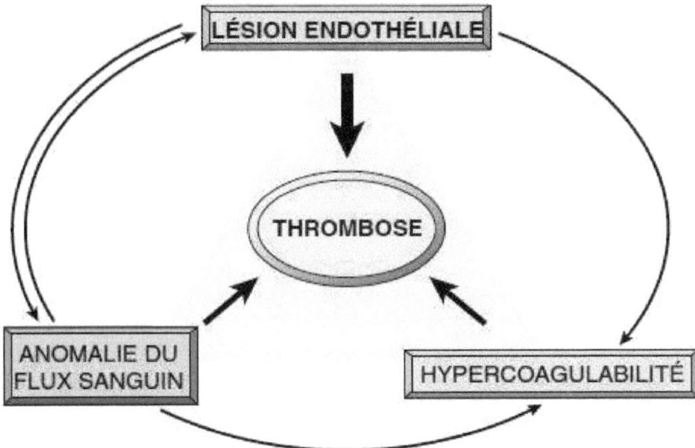

Figura 5: Tríade de Virchow

> TVP dos membros inferiores :

A TVP está mais frequentemente associada a estase venosa nas veias profundas da barriga da perna ou da pélvis, sendo que a incidência aumenta com a idade.

Factores de risco como o traumatismo, a cirurgia e a imobilização contribuem para a formação de trombos, que dependem da tríade de Virchow.

Foi demonstrado que o exercício físico perturba os mecanismos homeostáticos (72). O grau de perturbação depende da intensidade do exercício, com o treino de alta intensidade a aumentar os marcadores protrombóticos e fibrinolíticos.
(73). Não existem desportos específicos que predisponham a esta doença. No entanto, parece que qualquer atividade que envolva traumatismo dos membros inferiores, quer seja um traumatismo contundente ou um esforço repetitivo, aumenta o risco de desenvolver trombose.

Os mecanismos patológicos que favorecem a TVP específica dos atletas são multifactoriais.

Em atletas de endurance, a compressão venosa por estruturas circundantes pode causar microtraumas, lesão de células endoteliais e subsequente ativação da cascata de coagulação (74). Traumas contusos, especialmente em esportes de contato, também podem predispor esses indivíduos à TVP dos membros inferiores. Outros factores fisiológicos que contribuem para um ambiente pró-trombótico específico desta população de doentes incluem a desidratação, o aumento do tempo de voo devido a viagens e a bradicardia que conduz à estase venosa (71,75,76).

A formação de trombos idiopáticos em atletas é rara, mas deve ser suspeitada em indivíduos de baixo risco com membros edematosos, eritematosos e dolorosos (74).

Em doentes jovens e activos, é importante excluir doenças subjacentes que predisponham à trombose venosa, incluindo trombofilias como o fator V de Leiden e a deficiência de proteína C, uma vez que a sua presença aumenta as taxas de recorrência.

➢ TVP dos membros superiores

Entre 4% e 10% de todos os eventos de TVP na população geral envolvem o membro superior (77).

A TVP primária dos membros superiores é de natureza idiopática e representa 20% dos casos de TVP dos membros superiores (78).

A TVP secundária dos membros superiores ocorre mais frequentemente como resultado de doença sistémica ou cateterização venosa (79). As complicações incluem EP sintomática, síndrome pós-trombótica e recorrência após tratamento (77). O risco de EP varia entre 2% e 36% dos casos de TVP dos membros superiores (77) e parece ser menos frequente do que no caso da TVP dos membros inferiores.

De acordo com um estudo de relatórios de lesões da Liga Nacional de Hóquei, da Liga Principal de Basebol, da Associação Nacional de Basquetebol e da Liga Nacional de Futebol Americano nos Estados Unidos, que reuniu apenas atletas profissionais activos, a TVP dos membros superiores foi particularmente prevalente nos jogadores de basebol (68,9% dos casos notificados) em comparação com os outros grupos, salientando o seu risco acrescido associado aos movimentos repetitivos dos membros superiores que estes atletas realizam (71).

Um subgrupo de TVP primária dos membros superiores é conhecido como <u>síndrome de Paget-Schroetter </u>(trombose de esforço).

Faz parte da síndrome do desfiladeiro torácico, um grupo de doenças que se manifestam por sintomas vasculares ou neurológicos dos membros superiores secundários à compressão das estruturas neurovasculares do desfiladeiro torácico.

Embora rara, com uma incidência de 1 a 2 por 100.000 pessoas por ano (80), é uma complicação importante em atletas que realizam exercício extensivo dos membros superiores, incluindo jogadores de basebol, nadadores e lutadores (81).

Embora a etiologia exacta permaneça desconhecida, a presença de tecido cicatricial em torno da vasculatura observada intraoperatoriamente nestes indivíduos sugere um processo inflamatório crónico secundário a trauma repetitivo de abdução e rotação externa do braço. A trombose ocorre provavelmente numa fase posterior, após ativação e deposição de plaquetas. Vários outros factores, incluindo a hipertrofia muscular, também têm sido implicados na patologia da trombose induzida pelo exercício (82).

V.2.1.3 -Diagnóstico da TVP nos desportistas

O diagnóstico de TVP em atletas segue o mesmo padrão que na população em geral. Os sintomas de apresentação da TVP incluem inchaço simétrico das extremidades, eritema e edema.

Ao avaliar um atleta, os médicos devem estar atentos ao risco de diagnóstico incorreto de TVP. Por exemplo, os sintomas devidos à TVP podem ser erradamente atribuídos a uma distensão ou rotura muscular (83). A potencial relutância dos atletas em revelar sintomas da doença, a sua bradicardia de base e o seu limiar de dor mais elevado podem não atrair a atenção do médico para uma investigação mais aprofundada.

A ecografia venosa é recomendada para o diagnóstico de TVP (84). Quando a suspeita clínica de TVP é elevada e a ecografia é negativa, pode ser utilizado o angioscan ou a ressonância magnética.

No caso de TVP, está indicada a anticoagulação curativa durante três meses (85).

Nos casos de TVP proximal não provocada ou embolia pulmonar com factores de risco trombóticos permanentes, deve ser considerada a anticoagulação a longo prazo (86).

V.2.2 EMBOLIA PULMONAR

A EP é rara em atletas, particularmente na população mais jovem, e poucos casos foram relatados (74,87,88).

Por conseguinte, a educação física é frequentemente subnotificada entre os atletas.

Existem muitos factores de risco para o desenvolvimento de EP, incluindo condições hereditárias, imobilização, cirurgia recente, acidente vascular cerebral, história de tromboembolismo, idade avançada e neoplasia. Embora estes factores não sejam frequentemente observados na população desportiva, a utilização de contraceptivos orais é generalizada. Os contraceptivos orais provocam um aumento ligeiro mas significativo do risco de eventos tromboembólicos associado à duração da utilização e ao tipo de contracetivo.

O diagnóstico clínico da EP é difícil. Os doentes apresentam sintomas variáveis, como dispneia, dor pleurítica, tosse e hemoptise. O sinal de apresentação mais comum é a taquipneia, mas também pode incluir taquicardia, hipoxémia ou febre.

Tal como na população em geral, os critérios de Wells podem orientar a probabilidade pré-teste de EP, e a angiografia pulmonar por TC é o padrão de ouro.

V.2.3 TROMBOSE VENOSA SUPERFICIAL

Pensa-se que a tromboflebite superficial (TSF) ocorre mais frequentemente do que a TVP, mas não está tão bem estudada (89).

As evidências são limitadas para orientar a escolha e a duração do tratamento se a anticoagulação for indicada.

Os médicos do American College of CHEST recomendam o tratamento da TVP dos membros inferiores com doses profilácticas de fondaparinux ou heparina de baixo peso molecular durante 45 dias (89).

Da mesma forma, Di Nisio et al (90) recomendam uma dose profiláctica de fondaparinux durante 6 semanas.

No entanto, Hill et al (91) defendem que a TVP da veia safena magna proximal deve ser tratada da mesma forma que a TVP dos membros inferiores, porque pode estar associada a uma taxa de mortalidade semelhante.

É necessário um controlo rigoroso através de ecografia venosa para garantir que o trombo não se propaga. Além disso, as meias de compressão são reconhecidas como um dos pilares do tratamento.

VI. ANTICOAGULANTES

A terapêutica anticoagulante pode ser administrada por via oral ou parentérica. Esta última não é adequada para uma utilização a longo prazo e é geralmente administrada no hospital como uma terapia de sobreposição à terapia oral. Envolve heparina, heparinas de baixo peso molecular e heparinóides como o fondaparinux.

VI.1 CARACTERÍSTICAS DOS ANTICOAGULANTES ORAIS

Embora os agentes antivitamina K (AVK) (varfarina e acenocumarol) tenham sido durante anos uma pedra angular da anticoagulação oral (92), estão agora geralmente reservados para os casos em que os anticoagulantes orais diretos (AOD) estão contra-indicados, como a presença de uma prótese valvular, fibrilhação auricular valvular, trombo intra-ventricular e, em geral, em todos os casos em que os AOD estão contra-indicados pela ficha técnica.

Os AVK são antagonistas das proteínas hepáticas dependentes da vitamina K e reduzem os níveis circulantes dos factores II, VII, IX e X. Esta propriedade farmacodinâmica requer 3-5 dias para atingir um efeito anticoagulante completo (INR>2), necessitando de um tratamento sobreposto com um anticoagulante parentérico (93). Dada esta propriedade farmacodinâmica, a eliminação dos AVK é também muito lenta (93).

Os AODs foram concebidos para ultrapassar as limitações dos AVKs, que incluem uma ação e eliminação retardadas, um intervalo terapêutico estreito, várias interações medicamentosas e alimentares, um efeito variável e imprevisível, a influência do polimorfismo genético CYP2A9 e VKORC1, uma INR lábil e a necessidade de monitorização frequente (93,94).

Atualmente, existem quatro AOD: dabigatrano, apixabano, rivaroxabano e edoxabano (95). Apenas o primeiro é um pró-fármaco e inibe seletivamente a trombina; os outros são inibidores selectivos do fator X ativado. Todos os AODs são inibidores enzimáticos reversíveis.

A sua biodisponibilidade é influenciada de várias formas pela ingestão concomitante de alimentos.

Após a absorção, os AOD atingem níveis plasmáticos máximos em cerca de 2 a 3 horas. Têm uma semi-vida de cerca de 12 horas e a eliminação é principalmente renal para o dabigatrano e hepática e renal para o apixabano, rivaroxabano e edoxabano (96). Por este motivo, é importante ter em conta a função renal, bem como outras caraterísticas demográficas, para estabelecer o AOD mais adequado e a dosagem correta para cada doente (96).

O dabigatrano, o apixabano e o edoxabano estão contra-indicados em doentes com insuficiência hepática grave (Child-Pugh C), enquanto o rivaroxabano está também contraindicado em doentes com insuficiência hepática moderada (Child-Pugh B).

O dabigatrano e o apixabano devem ser tomados duas vezes por dia, enquanto o rivaroxabano e o edoxabano devem ser tomados uma vez por dia. Além disso, a eliminação dos fármacos pode variar de acordo com a AOD e a sua atividade residual pode não ser negligenciável mesmo 24 horas após a última dose, tal como referido por Sairaku et al (97).

Este aspeto deve ser tido em conta na escolha da terapêutica anticoagulante para os desportistas.

O quadro II resume as caraterísticas farmacocinéticas e farmacodinâmicas da varfarina e dos vários AOD.

Quadro II: Principais caraterísticas da varfarina e dos AODs

	Varfarina	Dabigatran	Apixabano	Edoxabano	Rivaroxabano
Objetivo	Factores II, VII, IX e X	Trombina	Xa	Xa	Xa
Prodrug	Não	Sim	Não	Não	Não
Reversibilidade de inibição	Não	Sim	Sim	Sim	Sim
Biodisponibilidade	100%	3-7%	50%	62%	66% (80-100% com alimentos)
Efeito da ficha alimentos	Não	Atrasado	Não	Não	Aumento
Volume de distribuição (L)	10	60-70	21	>300	50
Ligação proteínas plas.	99%	35%	87%	40-59%	>90%

Concentração máximo (H)	2-4	1-3	3-4	2	2-4
Meia-vida (H)	40	12-17	12	10-14	5-9
Eliminação rim	0%	80%	27%	35%	33%
Purificação por HD	Não	60-70%	Pouco provável	Possível	Pouco provável
Número de tomadas / J	1	2	2	1	1
Forma galénico	Tablet	Cápsula	Tablet	Tablet	Tablet

O quadro III resume as indicações clínicas e as doses de AODs.

Quadro III: Indicações e doses de AODs

	Prevenção de TE na FA não valvular	Tratamento curativo da TVP e do EP	Prevenção da recorrência de TVP e EP	Prevenção da ET após cirurgia ortopédica	Prevenção primária após SCA sem FA	Prevenção secundária nas doenças cardíacas Doença isquémica e arterial periférico
Dabigatran	150 mg*2/d ou 110 mg*2/ d Se : • ≥80	Iniciar com anticoagulaç ão parentérica durante 5 dias, depois 150 mg (ou	150 mg*2/d ou 110 mg*2/ d Se : • ≥80	220 mg/d ou 150 mg/d se : • ≥80 anos ou • verapami	-	-

	anos ou • verapamil	110 mg se for maior de idade) >80 anos ou verapamil)*2/d	anos ou • verapamil	1		
Apixabano	5 mg*2/d ou 2,5 mg*2/d se : ≥80 anos, ≤ 60 kg, creatinina sérica ≥ 1,5 mg/dl (133 µmol/l)	10 mg*2/d para 7 dias e depois 5 mg*2/d (3 meses)	2,5 mg*2/d	2,5 mg*2/d	-	-
Edoxabano	60 mg/d ou 30 mg/d se : ≤ 60 kg, ClCr <50 mL/min, verapamil ou quinidina	Começar com anticoagulante. Parenteral durante 5 dias e depois 60 mg/d ou 30 mg/d se: ≤ 60 kg, CrCl <50 mL/min, verapamil ou quinidina	Sem provas científicas	Não aprovado na Europa	-	-
Rivaroxabano	20 mg/d ou 15 mg/d se ClCr <50	15 mg *2/d durante 21 dias e depois	10 mg/d ou 20 mg/d se o risco	10 mg/d	2,5 mg*2/d + Asp + inh P2Y12 (ATLAS	2,5 mg*2d +Asp (COMPAS

| | mL/min | 20 mg/d | for elevado | | ACS 2-TIMI 51) | S) (99) |
| | | | | | (98) | |

VI.2 COMPORTAMENTO EM CASO DE HEMORRAGIA NO ÂMBITO DA AOD

Em caso de hemorragia nos AOD, a resposta varia consoante a gravidade da hemorragia.

Em caso de hemorragia ligeira, basta atrasar ou suspender temporariamente a utilização do medicamento em associação com um tratamento hemostático e/ou etiológico local.

Em caso de hemorragia recorrente, pode ser útil alterar o AOD.

Em caso de hemorragia grave sem risco de vida, para além das medidas acima referidas, deve ser considerado o uso de carvão ativado (se a DDA tiver sido tomada recentemente), derivados do sangue, suporte hemodinâmico, concentrados de plaquetas se plq<60000, desmopressina (se houver coagulopatia), ácido trancxâmico (1 g dc 6 cm 6 horas).

No caso de hemorragias com dabigatran, deve ser considerada a administração do antídoto específico idarucizumab (5 mg IV em duas doses com 15 minutos de intervalo) ou deve ser considerada a hipótese de hemodiálise, tendo em conta que esta é eficaz nas primeiras horas após a administração, dado o elevado volume de distribuição do fármaco.

Todas as estratégias acima referidas devem ser implementadas em caso de hemorragia potencialmente fatal associada à administração de idarucizumab com ou sem complexo protrombínico (PPSB) se for utilizado dabigatran, ou apenas PPSB se for utilizado anti-Xa (93).

O Andexanet alfa foi aprovado em 2018 pela FDA e em 2019 pela

Agência Europeia de Medicamentos (EMA) como antídoto para o apixabano e o rivaroxabano. No entanto, os ensaios com este medicamento ainda estão a decorrer (93).

VII.   DESPORTO E ANTICOAGULANTES :

VII.1-O que dizem as recomendações?

O maior risco para os atletas em terapêutica anticoagulante advém de potenciais impactos "corpo a corpo" ou "objeto-a-corpo" que ocorram durante o treino ou a competição, uma vez que estes aumentam o risco de lesões graves, nomeadamente hemorragia intracraniana.

Para alguns desportos, o impacto é inevitável, como o futebol, o voleibol e o hóquei. Para outros desportos, o impacto é improvável, como o golfe, a corrida e a natação.

As recomendações da **36ª Conferência de Bethesda** referem que os doentes com FA em anticoagulação prolongada não devem participar em desportos que envolvam o risco de contacto corporal ou o perigo de traumatismo (100), tal como também é salientado **nas recomendações europeias para a prática de desportos recreativos e competitivos em doentes com arritmias e condições potencialmente arritmogénicas** (68).

O consenso do **Grupo de Estudos de Cardiologia Desportiva da ESC** recomenda apenas actividades estáticas ou dinâmicas ligeiras a moderadas e proíbe todos os desportos de contacto para atletas sob anticoagulação (7).

O consenso **da AHA / ACC** (101) recomenda que :

• os atletas que tomam AVK ou ACO não devem participar em desportos de impacto devido ao risco acrescido de hemorragia intracraniana (classe III, nível de evidência C)

• os atletas com antecedentes de FA e sob anticoagulação prolongada não devem participar em desportos que impliquem o risco de contacto corporal (classe III, nível de evidência C)

• Os atletas com próteses valvulares mecânicas aórticas ou mitrais em uso de anticoagulantes com função ventricular esquerda normal podem razoavelmente participar em desportos de competição de baixa intensidade se houver uma baixa probabilidade de contacto corporal (Classe IIa; Nível de Evidência C).

O Comité Italiano de Cardiologia Desportiva (COCIS) (102) afirma que a FA permanente contra-indica geralmente a elegibilidade para desportos de competição que exijam uma exigência cardiovascular moderada a elevada. A elegibilidade só pode ser concedida para os desportos de perícia (petanca, bowling, curling, skittles, golfe, pesca, tiro desportivo, caça desportiva, bilhar, bridge, damas, xadrez) e quando a atividade desportiva não implica um risco elevado de traumatismo para as pessoas que tomam anticoagulantes.

VII.2 O que diz a literatura?

Existem poucos dados na literatura sobre anticoagulação e atividade desportiva, consistindo sobretudo em relatos de casos, na sua maioria relacionados com o tratamento com varfarina.

Nos últimos anos, a atenção à anticoagulação e ao desporto tem aumentado desde a introdução das DAO na prática clínica. Alguns artigos recentes fornecem sugestões para tentar implementar uma nova abordagem à gestão da anticoagulação em atletas.

Berkowitz et al (103), no que respeita ao tratamento da TVP, sugerem que o risco de hemorragia num atleta que toma um AOD pode ser minimizado com um estudo farmacocinético e farmacodinâmico em que o atleta ingere o AOD e são efectuadas medições repetidas da concentração plasmática do fármaco durante 24 horas. Ao obter várias concentrações plasmáticas do fármaco durante este período, é possível determinar a semi-vida de eliminação do fármaco e identificar o nível de concentração plasmática do fármaco correlacionado com o risco mínimo de hemorragia. Desta forma, a ingestão da AOD pode ser programada de modo a que o seu nível plasmático atinja um nível inferior ao limiar correlacionado com um risco acrescido de hemorragia no momento da prática desportiva. No final do evento desportivo, quando o risco de traumatismo ou hemorragia tiver voltado ao normal, pode ser administrada uma dose do medicamento, com um rápido início do efeito anticoagulante.

Tendo em conta as flutuações inter e intra-individuais da concentração plasmática dos AOD, nomeadamente do dabigatrano (104-106), é importante efetuar um estudo individualizado, recolhendo várias amostras de sangue durante o dia, simulando, se possível, o calendário de competição do atleta, e repetindo depois o estudo para confirmar os dados inicialmente determinados.

Moll et al (105) consideram que um nível residual de rivaroxabano e apixabano inferior a 30 ng/mL é potencialmente seguro para o atleta envolvido em actividades de colisão e contacto. Além disso, propõem uma estratégia de utilização intermitente de AOD no tratamento a longo prazo de atletas com antecedentes de TVP, permitindo-lhes regressar à atividade desportiva plena, interrompendo o medicamento algum tempo antes das actividades desportivas consideradas de risco de hemorragia e reiniciando-o imediatamente a seguir, se não tiver ocorrido nenhum traumatismo significativo.

Sanna et al (107) defendem que os AODs devem ser preferidos em atletas com FA e indicação para anticoagulação, devido às suas vantagens (sem monitorização do INR, interações medicamentosas e alimentares menores, etc.) que melhoram a adesão neste grupo de doentes. Além disso, abordam uma questão controversa, que é a decisão de anticoagular atletas com um score CHA2DS2-VASc de 1 (excluindo o sexo), que é a condição mais comum encontrada em populações desportivas, devido ao baixo perfil de risco cardiovascular (uma vez que muitas vezes apenas a hipertensão está presente). Relativamente a este assunto, existe uma grande discrepância entre as recomendações da ESC e da AHA/ACC. A ESC atribui à anticoagulação nestes indivíduos uma recomendação de classe IIa, nível de evidência B (62), enquanto a AHA (108) sugere a possibilidade de abstenção terapêutica, utilizando neste caso aspirina ou anticoagulantes. Sanna et al. apoiam a abordagem europeia, argumentando que o score não inclui outros possíveis factores de risco que conduzam a um risco tromboembólico elevado (como insuficiência renal, apneia obstrutiva do sono, etc.) e sugerem que a anticoagulação com AOD deve ser cuidadosamente considerada em atletas com FA e um score CHA2DS2-VASc de 1, para além do género.

VII.3 O que podemos aprender com as diretrizes e a literatura?

Os desportos sem contacto, como a corrida e a natação, caracterizam-se por uma baixa probabilidade de traumatismo.

Desportos como o basebol e o voleibol são definidos como *desportos de contacto limitado* porque o contacto é involuntário e pouco frequente.

Os desportos de contacto são aqueles em que ocorre regularmente um certo grau de traumatismo durante o jogo, como o basquetebol e o futebol.

Os desportos de colisão, como o futebol americano e o hóquei no gelo, implicam um grande contacto corporal.

Embora a participação em desportos sem contacto seja considerada segura sem interrupção da terapêutica anticoagulante, todas as recomendações internacionais (7,20,100-102,109) concordam que a participação em desportos de contacto limitado, de contacto e de colisão não é recomendada.

Dadas as suas propriedades farmacocinéticas e farmacodinâmicas, os AOD são um recurso promissor para continuar a atividade física sem interromper o tratamento anticoagulante.

Poder-se-ia propor uma abordagem individualizada. Para tal, é necessário começar por distinguir entre os casos em que a anticoagulação é indicada para o tratamento de uma doença tromboembólica existente (como a TVP, a EP, o trombo na aurícula esquerda) e os casos em que é utilizada para prevenir eventos tromboembólicos.

No primeiro caso, qualquer atividade desportiva que aumente o risco de hemorragia deve ser evitada, uma vez que é absolutamente incompatível com a interrupção do tratamento anticoagulante, dado o elevado risco de embolias.

Em caso de profilaxia, a DDA poderia oferecer a possibilidade de pôr em prática uma espécie de "janela terapêutica" (104,105), fora da qual, quando o efeito anticoagulante é completo ou mínimo, a atividade desportiva com um grau de contacto variável pode ser realizada em segurança.

Embora o uso intermitente de AOD para profilaxia possa ser mais seguro em indivíduos que praticam atividade física de lazer com sessões de exercício ocasionais, é menos adequado para atletas que treinam regularmente (2-3 vezes por semana), e ainda menos seguro para aqueles que se exercitam diariamente.

Estas estratégias poderiam talvez representar uma solução para os atletas de elite, para os quais a suspensão da atividade física tem maiores implicações económicas e psicológicas.

Neste contexto, os AOD com semi-vida curta ou administrados duas vezes por dia podem ser úteis. Naturalmente, a disponibilidade de um antídoto que reverta rapidamente os efeitos anticoagulantes pode representar uma vantagem adicional e um critério de seleção.

Se a atividade desportiva tiver ocorrido sem eventos traumáticos, o tratamento anticoagulante pode ser razoavelmente retomado dentro de 1 a 2 horas. Em caso de traumatismo, sugere-se um prazo muito mais longo para retomar o tratamento como uma opção mais segura (104).

É ainda de salientar que não existe evidência suficiente para suportar a utilização do encerramento da aurícula esquerda em atletas, devendo ser efectuados mais estudos para determinar a sua utilidade terapêutica.

Por último, subsiste o problema de quem deve autorizar a atividade desportiva na presença de um tratamento anticoagulante, mesmo com regimes que prevejam a interrupção da toma. Dado que tal não é autorizado pelas diretrizes e que, atualmente, não existem provas e estudos suficientes para apoiar esta conduta, o cardiologista ou o médico do desporto que o aconselhe poderia ficar exposto a problemas médico-legais em caso de hemorragia ou de eventos tromboembólicos.

CONCLUSÕES

A atividade física tem benefícios preventivos e terapêuticos. Por conseguinte, proibir todos os indivíduos que tomam anticoagulantes de praticar desporto devido ao seu risco acrescido de hemorragia pode ser desvantajoso.

A gestão ideal da anticoagulação em profissionais do desporto e em pessoas comuns que praticam atividade física não é clara e faltam provas sólidas.

As actividades físicas com baixo risco de traumatismo devem ser recomendadas, mesmo em doentes que tomam anticoagulantes, como estratégia preventiva, e a utilização de AODs pode tornar mais controlável a possibilidade de traumatismo, que deve, no entanto, ser limitada.

Além disso, o perfil farmacológico dos novos anticoagulantes orais oferece já soluções teóricas para o risco acrescido de hemorragia nesta categoria de doentes. Por exemplo, a escolha de medicamentos com uma semi-vida mais curta pode ser uma solução para os doentes que praticam esporadicamente desportos com elevado risco de traumatismo.

São necessários mais estudos para descobrir de que forma a terapêutica anticoagulante pode ser adequadamente gerida nos atletas para minimizar o risco de hemorragia e permitir-lhes prosseguir as suas carreiras em segurança, provavelmente através de uma avaliação clínica individual, tendo em conta todos os riscos e benefícios associados à prática ou não de uma atividade desportiva, bem como o tipo de desporto e a terapêutica anticoagulante, e envolvendo também os doentes-atletas na tomada de decisões clínicas.

REFERÊNCIAS

1. Relatório científico do Comité Consultivo das Diretrizes para a Atividade Física de 2018. :779.

2. Piepoli MF, Hoes AW, Agewall S, Albus C, Brotons C, Catapano AL, et al. 2016 European Guidelines on cardiovascular disease prevention in clinical practiceThe Sixth Joint Task Force of the European Society of Cardiology and Other Societies on Cardiovascular Disease Prevention in Clinical Practice (constituted by representatives of 10 societies and by invited experts)Desenvolvido com a contribuição especial da European Association for Cardiovascular Prevention & Rehabilitation (EACPR). Eur Heart J. 1 de agosto de 2016;37(29):2315-81.

3. Lee I-M, Shiroma EJ, Lobelo F, Puska P, Blair SN, Katzmarzyk PT, et al. Effect of physical inactivity on major non-communicable diseases worldwide: an analysis of burden of disease and life expectancy. Lancet. 21 Jul 2012;380(9838):219-29.

4. Giannuzzi P, Temporelli PL, Marchioli R, Maggioni AP, Balestroni G, Ceci V, et al. Estratégias globais de prevenção secundária para limitar a recorrência de eventos após enfarte do miocárdio: resultados do estudo GOSPEL, um ensaio multicêntrico, controlado e aleatório da Rede Italiana de Reabilitação Cardíaca. Arch Intern Med. 10 Nov 2008;168(20):2194-204.

5. Mezzani A, Hamm LF, Jones AM, McBride PE, Moholdt T, Stone JA, et al. Avaliação e prescrição da intensidade do exercício aeróbico na reabilitação cardíaca: uma declaração de posição conjunta da Associação Europeia de Prevenção e Reabilitação Cardiovascular, da Associação Americana de Reabilitação Cardiovascular e Pulmonar e da Associação Canadiana de Reabilitação Cardíaca. Revista Europeia de Cardiologia Preventiva. 2013;20(3):442-67.

6. Solberg Ee, Borjesson M, Sharma S, Papadakis M, Wilhelm M, Drezner Ja, et al. Sudden cardiac arrest in sports - need for uniform registration: A Position Paper from the Sport Cardiology Section of the European Association for Cardiovascular Prevention and Rehabilitation [Internet]. Vol. 23, Revista Europeia de Cardiologia Preventiva. Eur J Prev Cardiol; 2016 [cited 23 Oct 2020]. Disponível em: https://pubmed.ncbi.nlm.nih.gov/26285770/

7. Pelliccia A, Fagard R, Bjørnstad Hh, Anastassakis A, Arbustini E, Assanelli D, et al. Recommendations for competitive sports participation in athletes with cardiovascular disease: a consensus document from the Study Group of Sports Cardiology of the Working Group of Cardiac Rehabilitation and Exercise Physiology and the Working Group of Myocardial and Pericardial Diseases of the European Society of Cardiology [Internet]. Vol. 26, European heart journal. Eur Heart J; 2005 [cited 23 Oct 2020]. Disponível em: https://pubmed.ncbi.nlm.nih.gov/15923204/

8. Drezner Ja, Peterson Df, Siebert Dm, Thomas Lc, Lopez-Anderson M, Suchsland Mz, et al. Sobrevivência após paragem cardíaca súbita relacionada com o exercício em jovens atletas: Can We Do Better? [Internet]. Vol. 11, Sports health. Saúde no Desporto; 2019 [citado 23 out 2020]. Disponível em: https://pubmed.ncbi.nlm.nih.gov/30204540/

9. Maron BJ, Thompson PD, Ackerman MJ, Balady G, Berger S, Cohen D, et al. Recommendations and Considerations Related to Preparticipation Screening for Cardiovascular Abnormalities in Competitive Athletes: 2007 Update. Circulation [Internet]. 27 de março de 2007 [citado 23 de outubro de 2020]; Disponível em: https://www.ahajournals.org/doi/abs/10.1161/CIRCULATIONAHA.107.181423

10. McKinney J, Velghe J, Fee J, Isserow S, Drezner JA. Definição de atletas e praticantes de

exercício físico. Am J Cardiol. 01 2019;123(3):532-5.

11. Caspersen CJ, Powell KE, Christenson GM. Physical activity, exercise, and physical fitness: definitions and distinctions for health-related research. Public Health Rep. 1985;100(2):126-31.

12. Tjønna AE, Stølen TO, Bye A, Volden M, Slørdahl SA, Odegård R, et al. O treino aeróbico intervalado reduz os factores de risco cardiovascular mais do que uma abordagem multitratamento em adolescentes com excesso de peso. Clin Sci (Lond). Fev. 2009;116(4):317-26.

13. Schjerve IE, Tyldum GA, Tjønna AE, Stølen T, Loennechen JP, Hansen HEM, et al. Both aerobic endurance and strength training programmes improve cardiovascular health in obese adults. Clin Sci (Lond). Nov 2008;115(9):283-93.

14. Vanhees L, De Sutter J, GeladaS N, Doyle F, Prescott E, Cornelissen V, et al. Importância das caraterísticas e modalidades da atividade física e do exercício na definição dos benefícios para a saúde cardiovascular na população em geral: recomendações da EACPR (Parte I). Eur J Prev Cardiol. agosto de 2012;19(4):670-86.

15. Shephard Roy J., Balady Gary J. Exercise as Cardiovascular Therapy (Exercício como terapia cardiovascular). Circulation. 23 Feb 1999;99(7):963-72.

16. Lavie CJ, Thomas RJ, Squires RW, Allison TG, Milani RV. Treino de exercício e reabilitação cardíaca na prevenção primária e secundária da doença coronária. Mayo Clin Proc. abril de 2009;84(4):373-83.

17. Franckowiak SC, Dobrosielski DA, Reilley SM, Walston JD, Andersen RE. Previsão da frequência cardíaca máxima em adultos com excesso de peso ou obesidade. J Strength Cond Res. maio de 2011;25(5):1407-12.

18. Myers J, Hadley D, Oswald U, Bruner K, Kottman W, Hsu L, et al. Effects of exercise training on heart rate recovery in patients with chronic heart failure. Am Heart J. junho de 2007;153(6):1056-63.

19. Warburton DER, Nicol CW, Bredin SSD. Health benefits of physical activity: the evidence (Benefícios da atividade física para a saúde: as provas). CMAJ. 14 de março de 2006;174(6):801-9.

20. Pelliccia A, Sharma S, Gati S, Bäck M, Börjesson M, Caselli S, et al. 2020 ESC Guidelines on sports cardiology and exercise in patients with cardiovascular disease. Jornal Europeu do Coração. 29 de agosto de 2020;ehaa605.

21. Anderson A, Forsyth A. Playing It Safe-BleedingDisorders, Sports and Exercise. Nova Iorque, NY: Fundação Nacional de Hemofilia; 2017.

22. Mandsager K, Harb S, Cremer P, Phelan D, Nissen SE, Jaber W. Associação da aptidão cardiorrespiratória com mortalidade a longo prazo entre adultos submetidos a testes de exercício em esteira. JAMA Netw Open. 19 de outubro de 2018; 1 (6): e183605.

23. Shiroma EJ, Lee I-M. Physical activity and cardiovascular health: lessons learned from epidemiological studies across age, gender, and race/ethnicity. Circulation. 17 de agosto de 2010;122(7):743-52.

24. Radford NB, DeFina LF, Leonard D, Barlow CE, Willis BL, Gibbons LW, et al. Aptidão cardiorrespiratória, cálcio da artéria coronária e eventos de doenças

cardiovasculares numa coorte de homens de meia-idade geralmente saudáveis: resultados do estudo longitudinal do Cooper Center. Circulation. 01 2018;137(18):1888-95.

25. Shah RV, Murthy VL, Colangelo LA, Reis J, Venkatesh BA, Sharma R, et al. Associação da aptidão física na idade adulta jovem com a sobrevivência e o risco cardiovascular: o estudo sobre o desenvolvimento do risco de artéria coronária em adultos jovens (CARDIA). JAMA Intern Med. Jan 2016;176(1):87-95.

26. Hussain N, Gersh BJ, Gonzalez Carta K, Sydó N, Lopez-Jimenez F, Kopecky SL, et al. Impacto da aptidão cardiorrespiratória na frequência de fibrilação atrial, acidente vascular cerebral e mortalidade por todas as causas. Am J Cardiol. 1 Jan 2018;121(1):41-9.

27. Juraschek SP, Blaha MJ, Whelton SP, Blumenthal R, Jones SR, Keteyian SJ, et al. Aptidão física e hipertensão em uma população em risco de doença cardiovascular: o Projeto Henry Ford Exerclse Testing (FIT). J Am Heart Assoc. Dez 2014;3(6):e001268.

28. Juraschek SP, Blaha MJ, Blumenthal RS, Brawner C, Qureshi W, Keteyian SJ, et al. Aptidão cardiorrespiratória e diabetes incidente: o projeto FIT (Henry Ford Exerclse Testing). Diabetes Care. junho de 2015;38(6):1075-81.

29. Powell KE, King AC, Buchner DM, Campbell WW, DiPietro L, Erickson KI, et al. A Fundação Científica para as Diretrizes de Atividade Física para os Americanos, 2ª Edição. J Phys Act Health. 17 de dezembro de 2018; 1-11.

30. Kyu HH, Bachman VF, Alexander LT, Mumford JE, Afshin A, Estep K, et al. Physical activity and risk of breast cancer, colon cancer, diabetes, ischemic heart disease, and ischemic stroke events: systematic review and dose-response meta-analysis for the Global Burden of Disease Study 2013. BMJ. 9 de agosto de 2016;354:i3857.

31. Haim M, Hoshen M, Reges O, Rabi Y, Balicer R, Leibowitz M. Estudo nacional prospetivo da prevalência, incidência, gestão e resultados de uma grande coorte contemporânea de doentes com fibrilhação auricular não valvular incidente. J Am Heart Assoc. 21 Jan 2015;4(1):e001486.

32. Chugh SS, Havmoeller R, Narayanan K, Singh D, Rienstra M, Benjamin EJ, et al. Worldwide epidemiology of atrial fibrillation: a Global Burden of Disease 2010 Study. Circulation. 25 Feb 2014;129(8):837-47.

33. Cushman M. Epidemiology and risk factors for venous thrombosis (Epidemiologia e factores de risco para trombose venosa). Semin Hematol. abril de 2007;44(2):62-9.

34. Mont L, Sambola A, Brugada J, Vacca M, Marrugat J, Elosua R, et al. Longa duração da prática desportiva e fibrilhação auricular solitária. Eur Heart J. 1 de março de 2002;23(6):477-82.

35. Karjalainen J, Kujala UM, Kaprio J, Sarna S, Viitasalo M. Lone atrial fibrillation in vigorously exercising middle aged men: case-control study. BMJ. 13 de junho de 1998;316(7147):1784-5.

36. Wilhelm M. Atrial fibrillation in endurance athletes (Fibrilação atrial em atletas de resistência): Jornal Europeu de Cardiologia Preventiva [Internet]. 30 Jan 2013 [citado 26 Out 2020]; Disponível em: https://journals.sagepub.com/doi/10.1177/2047487313476414

37. Sanchis-Gomar F, Perez-Quilis C, Lippi G, Cervellin G, Leischik R, Löllgen H, et al. Atrial fibrillation in highly trained endurance athletes - Description of a syndrome. International Journal of Cardiology. 1 Jan 2017;226:11-20.

38. Myrstad M, Nystad W, Graff-Iversen S, Thelle DS, Stigum H, Aarønæs M, et al. Effect of Years of Endurance Exercise on Risk of Atrial Fibrillation and Atrial Flutter. O Jornal Americano de Cardiologia. 15 Oct 2014;114(8):1229-33.

39. Ofman P, Khawaja O, Rahilly-Tierney CR, Peralta A, Hoffmeister P, Reynolds MR, et al. Atividade física regular e risco de fibrilhação auricular: uma revisão sistemática e meta-análise. Circ Arrhythm Electrophysiol. Abr 2013;6(2):252-6.

40. Kwok CS, Anderson SG, Myint PK, Mamas MA, Loke YK. Physical activity and incidence of atrial fibrillation: A systematic review and meta-analysis (Atividade física e incidência de fibrilhação auricular: uma revisão sistemática e meta-análise). Jornal Internacional de Cardiologia. 15 Dec 2014;177(2):467-76.

41. Abdulla J, Nielsen JR. O risco de fibrilhação auricular é maior nos atletas do que na população em geral? Uma revisão sistemática e meta-análise. Europace. 1 Sep 2009;11(9):1156-9.

42. Aizer A, Gaziano JM, Cook NR, Manson JE, Buring JE, Albert CM. Relação do exercício vigoroso com o risco de fibrilhação auricular. The American Journal of Cardiology. 1 de junho de 2009;103(11):1572-7.

43. Andersen K, Farahmand B, Ahlbom A, Held C, Ljunghall S, Michaëlsson K, et al. Risk of arrhythmias in 52 755 long-distance cross-country skiers: a cohort study. Jornal Europeu do Coração. 14 Dec 2013;34(47):3624-31.

44. Thelle DS, Selmer R, Gjesdal K, Sakshaug S, Jugessur A, Graff-Iversen S, et al. Frequência cardíaca em repouso e atividade física como factores de risco para fibrilhação auricular solitária: um estudo prospetivo de 309.540 homens e mulheres. Heart. 1 Dec 2013;99(23):1755-60.

45. Nielsen JR, Wachtell K, Abdulla J. The Relationship Between Physical Activity and Risk of Atrial Fibrillation-A Systematic Review and Meta-Analysis [A relação entre a atividade física e o risco de fibrilhação auricular - uma revisão sistemática e uma meta-análise]. J Atr Fibrillation [Internet]. Feb 12, 2013 [cited Oct 26, 2020];5(5). Disponível em: https://www.ncbi.nlm.nih.gov/pmc/articles/PMC5153110/

46. Mont L, Investigadores em nome do G (Grup I de R en FA, Tamborero D, Investigadores em nome do G (Grup I de R en FA, Elosua R, Investigadores em nome do G (Grup I de R en FA, et al. Physical activity, height, and left atrial size are independent risk factors for lone atrial fibrillation in middle-age healthy individuals. Europace. 1 Jan 2008;10(1):15-20.

47. Mozaffarian D, Furberg CD, Psaty BM, Siscovick D. Physical activity and incidence of atrial fibrillation in older adults: the cardiovascular health study. Circulation. 19 de agosto de 2008;118(8):800-7.

48. Mohanty S, Mohanty P, Tamaki M, Natale V, Gianni C, Trivedi C, et al. Associação diferencial da intensidade do exercício com o risco de fibrilhação auricular em homens e mulheres: evidências de uma meta-análise. J Cardiovasc Electrophysiol. 2016;27(9):1021-9.

49. Coumel P. Paroxysmal Atrial Fibrillation: A Disorder of Autonomic Tone? European Heart

Journal. 1 de abril de 1994;15(suppl_A):9-16.

50. Aubert AE, Seps B, Beckers F. Heart Rate Variability in Athletes (Variabilidade da frequência cardíaca em atletas). Sports Med. 1 de outubro de 2003;33(12):889-919.

51. Elliott AD, Mahajan R, Lau DH, Sanders P. Fibrilação atrial em atletas de resistência: From Mechanism to Management. Clínicas de Cardiologia. Nov 1, 2016;34(4):567-78.

52. Guasch E, Benito B, Qi X, Cifelli C, Naud P, Shi Y, et al. Promoção da fibrilhação auricular por exercício de resistência: demonstração e exploração mecanicista num modelo animal. Journal of the American College of Cardiology. 2 Jul 2013;62(1):68-77.

53. Nattel S, Harada M. Atrial Remodeling and Atrial Fibrillation: Recent Advances and Translational Perspectives (Remodelação Atrial e Fibrilação Atrial: Avanços Recentes e Perspectivas Translacionais). Jornal do Colégio Americano de Cardiologia. 10 de junho de 2014;63(22):2335-45.

54. Estes NAM, Madias C. Fibrilação Atrial em Atletas: Uma Lição sobre a Virtude da Moderação. JACC Clin Electrophysiol. 2017;3(9):921-8.

55. Fragakis N, Vicedomini G, Pappone C. Endurance Sport Activity and Risk of Atrial Fibrillation - Epidemiologia, Mecanismos Propostos e Gestão. Arrhythm Electrophysiol Rev. maio 2014;3(1):15-9.

56. Sharma S, Merghani A, Mont L. Exercise and the heart: the good, the bad, and the ugly (O exercício e o coração: o bom, o mau e o feio). Jornal Europeu do Coração. 14 de junho de 2015;36(23):1445-53.

57. Wernhart S, Halle M. Fibrilação atrial e prática desportiva de longa duração: epidemiologia e mecanismos. Clin Res Cardiol. 1 de maio de 2015;104(5):369-79.

58. Turagam MK, Velagapudi P, Kocheril AG. Fibrilação atrial em atletas. O Jornal Americano de Cardiologia. 15 Jan 2012;109(2):296-302.

59. Carpenter A, Frontera A, Bond R, Duncan E, Thomas G. Vagal atrial fibrillation: What is it and should we treat it? Jornal Internacional de Cardiologia. 15 Dez 2015;201:415-21.

60. Coumel P. Paroxysmal Atrial Fibrillation: A Disorder of Autonomic Tone? European Heart Journal. 1 de abril de 1994;15(suppl_A):9-16.

61. Grundvold Irene, Skretteberg Per Torger, Liestøl Knut, Erikssen Gunnar, Engeseth Kristian, Gjesdal Knut, et al. Low Heart Rates Predict Incident Atrial Fibrillation in Healthy Middle-Aged Men. Circulação: Arritmia e Eletrofisiologia. 1 de agosto de 2013;6(4):726-31.

62. Kirchhof P, Benussi S, Kotecha D, Ahlsson A, Atar D, Casadei B, et al. Diretrizes da ESC de 2016 para a gestão da fibrilhação auricular desenvolvidas em colaboração com a EACTS. European Heart Journal. 7 de outubro de 2016;37(38):2893-962.

63. Lip GYH, Nieuwlaat R, Pisters R, Lane DA, Crijns HJGM. Refining clinical risk stratification for predicting stroke and thromboembolism in atrial fibrillation using a novel risk fator-based approach: the euro heart survey on atrial fibrillation.

Chest. Feb 2010;137(2):263-72.

64. Hindricks G, Potpara T, Dagres N, Arbelo E, Bax JJ, Blomström-Lundqvist C, et al. 2020 ESC Guidelines for the diagnosis and management of atrial fibrillation developed in collaboration with the European Association of Cardio-Thoracic Surgery (EACTS). Jornal Europeu do Coração. 29 de agosto de 2020;ehaa612.

65. Khan IA. Atordoamento atrial: noções básicas e considerações clínicas. Int J Cardiol. Dez 2003;92(2-3):113-28.

66. Hoogsteen J, Schep G, Van Hemel NM, Van Der Wall EE. Fibrilhação auricular paroxística em atletas masculinos de resistência. Um acompanhamento de 9 anos. Europace. maio de 2004;6(3):222-8.

67. Baldesberger S, Bauersfeld U, Candinas R, Seifert B, Zuber M, Ritter M, et al. Doença do nódulo sinusal e arritmias no seguimento a longo prazo de antigos ciclistas profissionais. Eur Heart J. Jan 2008;29(1):71-8.

68. Heidbüchel H, Anné W, Willems R, Adriaenssens B, Van de Werf F, Ector H. Endurance sports is a risk fator for atrial fibrillation after ablation for atrial flutter. Int J Cardiol. 8 de fevereiro de 2006;107(1):67-72.

69. van Stralen KJ, Le Cessie S, Rosendaal FR, Doggen CJM. As actividades desportivas regulares diminuem o risco de trombose venosa. J Thromb Haemost. Nov 2007;5(11):2186-92.

70. Fink ML, Stoneman PD. Trombose venosa profunda num cadete militar atlético. J Orthop Sports Phys Ther. 1 Sep 2006;36(9):686-97.

71. Bispo M, Astolfi M, Padegimas E, DeLuca P, Hammoud S. Venous Thromboembolism Within Professional American Sport Leagues (Tromboembolismo venoso nas ligas desportivas profissionais americanas). Jornal Ortopédico de Medicina Desportiva. 1 Dez 2017;5(12):2325967117745530.

72. Gunga H-C, Kirsch K, Beneke R, Böning D, Hopfenmüller W, Leithäuser R, et al. Marcadores de coagulação, fibrinólise e angiogénese após exercício extenuante de curta duração (teste de Wingate) em indivíduos do sexo masculino com diferentes níveis de aptidão física. Int J Sports Med. Out 2002;23(7):495-9.

73. El-Sayed MS, El-Sayed Ali Z, Ahmadizad S. Exercise and Training Effects on Blood Haemostasis in Health and Disease. Sports Med. 1 de março de 2004;34(3):181-200.

74. Tao K, Davenport M. Tromboembolismo venoso profundo num triatleta. O Jornal de Medicina de Emergência. 1 Abr 2010;38(3):351-3.

75. Zadow EK, Adams MJ, Kitic CM, Wu SSX, Fell JW. Fatores de risco trombóticos adquiridos e genéticos no atleta. Semin Thromb Hemost. Nov 2018;44(8):723-33.

76. Hull Claire M., Harris Julia A. Tromboembolismo venoso e atletas de maratona. Circulation. 1 Dez 2013;128(25):e469-71.

77. Heil J, Miesbach W, Vogl T, Bechstein WO, Reinisch A. Trombose venosa profunda da extremidade superior. Dtsch Arztebl Int. 7 de abril de 2017;114(14):244-9.

78. Sajid MS, Ahmed N, Desai M, Baker D, Hamilton G. Upper Limb Deep Vein Thrombosis: A Literature Review to Streamline the Protocol for Management.

AHA. 2007;118(1):10-8.

79. Huang C-Y, Wu Y-H, Yeh I-J, Chen Y-Y, Kung F-Y. Trombose espontânea da veia subclávia bilateral em um homem de 40 anos: um relato de caso. Medicina. abril de 2018;97(15):e0327.

80. Illig KA, Doyle AJ. Uma revisão abrangente da síndrome de Paget-Schroetter. Journal of Vascular Surgery. 1 de junho de 2010;51(6):1538-47.

81. Alla VM, Natarajan N, Kaushik M, Warrier R, Nair CK. Síndrome de Paget-schroetter: revisão da patogénese e tratamento da trombose de esforço. West J Emerg Med. Sep 2010;11(4):358-62.

82. Naeem M, Soares G, Ahn S, Murphy TP. Síndrome de Paget-Schroetter: Uma revisão e Algoritmo (WASPS-IR): Phlebology [Internet]. Feb 11, 2015 [citado Oct 27, 2020]; Disponível em: https://journals.sagepub.com/doi/10.1177/0268355514568534

83. Altintaş F, Uluçay Ç. Trombose venosa profunda em atletas: Prevenção e Tratamento. In: Doral MN, editor. Lesões desportivas: prevenção, diagnóstico, tratamento e reabilitação [Internet]. Berlin, Heidelberg: Springer; 2012 [cited 27 Oct 2020]. p. 1065-71. Disponible sur: https://doi.org/10.1007/978-3-642-15630-4_141

84. Yim ES, Corrado G. Ultrassom em atletas: Técnicas emergentes na prática de ponto de atendimento. Relatórios actuais de medicina desportiva. dezembro de 2012;11(6):298-303.

85. Kearon C, Akl EA. Duration of anticoagulant therapy for deep vein thrombosis and pulmonary embolism (Duração da terapia anticoagulante para trombose venosa profunda e embolia pulmonar). Blood. 20 de março de 2014;123(12):1794-801.

86. Kearon C, Akl EA, Ornelas J, Blaivas A, Jimenez D, Bounameaux H, et al. Terapia Antitrombótica para a Doença de TEV: Diretriz do CHEST e Relatório do Painel de Peritos. Chest. Feb 2016;149(2):315-52.

87. Moffatt K, Silberberg PJ, Gnarra DJ. Embolia pulmonar num jogador de futebol adolescente: um relato de caso. Med Sci Sports Exerc. junho de 2007;39(6):899-902.

88. Croyle PH, Place RA, Hilgenberg AD. Embolia pulmonar maciça em um lutador do ensino médio. JAMA. 23 de fevereiro de 1979;241(8):827-8.

89. Kearon C, Akl EA, Comerota AJ, Prandoni P, Bounameaux H, Goldhaber SZ, et al. Terapia Antitrombótica para a Doença de TEV. Chest. Feb 2012;141(2 Suppl):e419S-e494S.

90. Di Nisio M, Wichers IM, Middeldorp S. Treatment for superficial thrombophlebitis of the leg. Cochrane Database Syst Rev. 30 Apr 2013;(4):CD004982.

91. Hill SL, Hancock DH, Webb TL. Tromboflebite da veia safena magna - recomendações de tratamento. Phlebology. 2008;23(1):35-9.

92. Yeh CH, Hogg K, Weitz JI. Overview of the new oral anticoagulants: opportunities and challenges (Visão geral dos novos anticoagulantes orais: oportunidades e desafios). Arterioscler Thromb Vasc Biol. maio de 2015;35(5):1056-65.

93. Ferri N, Corsini A. Nuovi anticoagulanti orali: considerazioni di farmacologia clinica [Internet]. Vol. 16, Giornale Italiano di Cardiologia. 2015 [citado 29 de outubro de 2020]. p. 3-16. Disponível em: /

94. Leow AS-T, Sia C-H, Tan BY-Q, Loh JP-Y. Um meta-resumo de relatos de casos de uso de anticoagulante oral antagonista não-vitamina K em pacientes com trombo ventricular esquerdo. J Thromb Thrombolysis. Jul 2018;46(1):68-73.

95. Wang Y, Bajorek B. New oral anticoagulants in practice: pharmacological and practical considerations (Novos anticoagulantes orais na prática: considerações farmacológicas e práticas). Am J Cardiovasc Drugs. junho de 2014;14(3):175-89.

96. Gong IY, Kim RB. Importância do perfil farmacocinético e da variabilidade como determinantes da dose e da resposta ao dabigatrano, rivaroxabano e apixabano. Can J Cardiol. Jul 2013;29(7 Suppl):S24- 33.

97. Sairaku A, Nakano Y, Onohara Y, Hironobe N, Matsumura H, Shimizu W, et al. Atividade anticoagulante residual em doentes com fibrilhação auricular com anticoagulantes orais diretos temporariamente interrompidos: Comparações entre 4 medicamentos. Thromb Res. Nov 2019;183:119-23.

98. Mega JL, Braunwald E, Wiviott SD, Bassand J-P, Bhatt DL, Bode C, et al. Rivaroxaban em pacientes com uma síndrome coronária aguda recente. N Engl J Med. 2012 Jan 5;366(1):9-19.

99. Eikelboom JW, Connolly SJ, Bosch J, Dagenais GR, Hart RG, Shestakovska O, et al. Rivaroxaban com ou sem Aspirina em Doença Cardiovascular Estável. New England Journal of Medicine. 5 de outubro de 2017;377(14):1319-30.

100. Maron BJ, Zipes DP. Introduction: eligibility recommendations for competitive athletes with cardiovascular abnormalities-general considerations. J Am Coll Cardiol. 19 de abril de 2005;45(8):1318-21.

101. Maron BJ, Zipes DP, Kovacs RJ. Eligibility and Disqualification Recommendations for Competitive Athletes With Cardiovascular Abnormalities: Preamble, Principles, and General Considerations: A Scientific Statement From the American Heart Association and American College of Cardiology. J Am Coll Cardiol. 1 de dezembro de 2015;66(21):2343-9.

102. Panno VA, Gulizia M, Colivicchi F, Lenarda AD, Casasco M, Zeppilli P, et al. COMPOSIZIONE COMITATO COCIS. 2017;232.

103. Berkowitz JN, Moll S. Atletas e coágulos sanguíneos: gestão individualizada e intermitente da anticoagulação. J Thromb Haemost. 2017;15(6):1051-4.

104. Samuelson BT, Cuker A, Siegal DM, Crowther M, Garcia DA. Avaliação laboratorial da atividade anticoagulante dos anticoagulantes orais diretos: A Systematic Review. Chest. Jan 2017;151(1):127-38.

105. Moll S, Berkowitz JN, Miars CW. Atletas de elite e terapia anticoagulante: uma estratégia de dosagem intermitente. Programa de Hematologia Am Soc Hematol Educ. 30 2018;2018(1):412-7.

106. Chan NC, Hirsh J, Ginsberg JS, Eikelboom JW. Variabilidade no mundo real dos níveis de dabigatran em doentes com fibrilhação auricular: resposta. Journal of Thrombosis and Haemostasis. 2015;13(6):1168-9.

107. Sanna GD, Gabrielli E, De Vito E, Nusdeo G, Prisco D, Parodi G. Atrial fibrillation in

athletes: Da epidemiologia ao tratamento na era dos novos anticoagulantes orais. Journal of Cardiology. 1 Oct 2018;72(4):269-76.

108.   January CT, Wann LS, Alpert JS, Calkins H, Cigarroa JE, Cleveland JC, et al. 2014 AHA/ACC/HRS guideline for the management of patients with atrial fibrillation: executive summary: a report of the American College of Cardiology/American Heart Association Task Force on practice guidelines and the Heart Rhythm Society. Circulation. 2 Dez 2014;130(23):2071-104.

109.   Heidbüchel H, Panhuyzen-Goedkoop N, Corrado D, Hoffmann E, Biffi A, Delise P, et al. Recommendations for participation in leisure-time physical activity and competitive sports in patients with arrhythmias and potentially arrhythmogenic conditions Part I: Supraventricular arrhythmias and pacemakers. Eur J Cardiovasc Prev Rehabil. agosto de 2006;13(4):475-84.

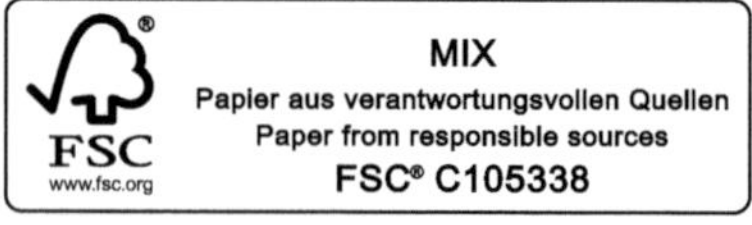

Printed by Books on Demand GmbH, Norderstedt / Germany